ÉTUDE CLINIQUE & THÉRAPEUTIQUE

DE

LA ZOMOTHÉRAPIE

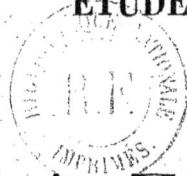

Dans le traitement de la tuberculose et des divers états de Dénutrition

PAR

M. DANIEL SCHILMANN,

Interne de l' " Œuvre de la Tuberculose Humaine "

TOURS

IMPRIMERIE E. ARRAULT & Cᵢₑ

6, RUE DE LA PRÉFECTURE, 6

—

1913

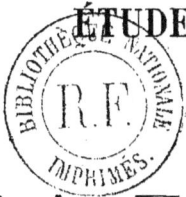

ÉTUDE CLINIQUE & THÉRAPEUTIQUE

DE

LA ZOMOTHÉRAPIE

Dans le traitement de la tuberculose et des divers états de dénutrition

PAR

M. DANIEL SCHILMANN,

Interne de l' '' Œuvre de la Tuberculose Humaine ''

Étude clinique et thérapeutique de la Zomothérapie,

DANS LE TRAITEMENT DE LA TUBERCULOSE

ET DE DIVERS ÉTATS DE DÉNUTRITION

I

Définition et historique.

Le terme de zomothérapie (Ζωμος, jus de viande) signifie traitement par le jus de viande crue ou suc musculaire. Bien que la zomothérapie vise surtout l'emploi du jus de viande, par extension on y fait entrer l'emploi systématique de la viande crue sous des formes diverses.

Quoi qu'il en soit, c'est un mot d'origine assez récente, créé par le professeur Richet et son collaborateur Héricourt dans une communication faite à l'Académie des Sciences, le 26 février 1900, et relative à leurs travaux sur le traitement de la tuberculose expérimentale chez le chien par la viande crue.

Ces expériences de Ch. Richet et Héricourt remontent à 1899.

Elles ont porté sur plus de 328 chiens.

Voici la technique qu'ils ont appliquée : Ils choisissaient des chiens pesant en moyenne 10 kilos et leur inoculaient un demi-centimètre cube d'une émulsion de culture liquide de tuberculine, soumise à l'étuve pendant 2 à 3 mois. Un lot des animaux inoculés restait comme témoin ; un autre était traité par la viande crue. Les chiens du premier groupe mouraient au bout de 4 à 5 semaines environ.

Les chiens du deuxième groupe ont survécu, un certain nombre pendant 300 jours environ, un pendant 2 ans et demi, d'autres pendant 1 an et 7 mois.

Une conclusion se dégageait nettement de ces expériences : l'efficacité de la viande crue dans le traitement de la tuberculose.

Restait à prouver que ces succès thérapeutiques étaient bien dus à la viande crue et que la viande cuite ne pouvait donner les mêmes résultats.

Dans ce but, Richet et Héricourt soumirent d'autres animaux à la viande cuite. Les animaux ainsi traités mouraient aussi vite qu'avec la pâtée ordinaire. Sur 2 chiens nourris par la viande cuite : un est mort, l'autre a diminué en 3 mois de 17 p. 100 de son poids.

Richet et Héricourt concluaient donc que « la cuisson, c'est-à-dire probablement la coagulation de certains ferments albuminoïdes, détruit en partie, sinon en totalité, l'effet thérapeutique de l'alimentation carnée ».

Les recherches de Richet et d'Héricourt ne se bornèrent pas à cela. Ils s'efforcèrent encore de prouver que la viande crue avait, non seulement une action curative sur la tuberculose expérimentale, mais aussi une action préventive.

Ils procédèrent ainsi : des chiens étaient nourris, préventivement, avec de la viande crue pendant 2 à 3 mois, puis on leur inoculait une culture de bacilles tuberculeux. On leur supprimait ensuite la viande crue et on les mettait au régime habituel. Ces chiens résistèrent très bien ; ils augmentèrent même de poids. A côté de cela, des chiens témoins, ayant reçu la même culture de bacilles tuberculeux, non traités par la viande crue d'une façon préventive et soumis au même régime ordinaire, moururent.

Ces deux auteurs établirent que la dose thérapeutique efficace était de 12 grammes de viande crue par jour et par kilogramme d'animal, c'est-à-dire de 120 grammes par jour pour un chien du poids moyen de 10 kilos.

Enfin, en 1906, ces mêmes auteurs montrèrent que pour ramener à l'état normal des chiens soumis expérimentalement à l'inanition, la viande crue était l'aliment de choix. Ils conclurent de là que la viande crue était l'aliment par excellence de tous les états d'inanition.

De ce rapide exposé on voit que pour Ch. Richet et Héricourt la « tuberculose du chien trouve son traitement héroïque dans l'alimentation par la viande crue et le plasma musculaire ».

Le professeur Ch. Richet avait formulé 4 propositions :

a) La viande crue empêche le développement de l'infection tuberculeuse et en amène la guérison;

b) La quantité de viande crue nécessaire et suffisante est d'environ 12 grammes par kilogramme de poids vif;

c) Le plasma musculaire extrait de la viande contient les principes actifs de la viande crue;

d) La viande cuite n'agit pas comme la viande crue et l'effet du traitement n'est pas dû à une suralimentation.

De ces 4 propositions la plus importante est la première. Mais M. Richet affirme lui-même qu'elle ne constitue pas un fait nouveau.

Antérieurement à lui, des recherches avaient déjà été faites sur cette question.

Cependant un seul travail véritablement méthodique se dégage : c'est celui de Fuster (1) (de Montpellier) en 1865.

-----

(1) P. Fuster, Communication à l'Académie des Sciences,

« Je donne, dit-il, de la viande crue d'abord à la dose de 100 grammes, en la poussant progressivement jusqu'à 2 à 300 grammes dans les 24 heures. On la réduit en pulpe à travers un tamis, on en forme des bols roulés dans du sucre. J'étanche la soif au moyen d'une solution à froid d'une centaine de grammes de viande crue. La potion alcoolique est composée de 100 grammes d'alcool à 20° R. dilués dans 200 ou 250 grammes d'eau et 60 grammes de sirop. Le concours de ces deux agents est indispensable, le premier paraissant avoir une action reconstituante, le second une action plus directe sur les organes de l'hématose... Il n'y a rien de nouveau dans la médication que je pratique, si ce n'est la combinaison des deux moyens et leur application à la tuberculose pulmonaire. J'ai étendu cette application à d'autres affections, hémorragies, longues maladies, infection purulente, glycosurie, etc... 18 malades ont été soumis à cette médication : 16 étaient phtisiques; 2 étaient atteints d'infection purulente... 14 des 16 phtisiques portaient des cavernes... les 2 autres portent aussi des tubercules aux poumons, non encore ramollis... Parmi ces malades 5 phtisiques et les 2 malades d'infection purulente devaient succomber dans les 24 heures, d'après toutes les prévisions de la science; tous ces malades ont survécu...

« Quant aux phtisiques, chez tous, les forces reviennent, la fièvre hectique a cessé, les sueurs et le dévoiement colliquatif se sont dissipés, la toux et l'expectoration ont diminué, l'appétit a reparu, la voix s'est éclaircie; l'oppression s'est dissipée; les cavernes se sont vidées, et les signes physiques attestent la réparation progressive des lésions du poumon. Le traitement est puissamment secondé par un régime substantiel, un air pur, et l'attention à détruire les complications intercurrentes. »

-----

8 juin 1865. Action de la viande crue et de la potion alcoolique dans le traitement de la phtisie pulmonaire et autres maladies consomptives.

Pour Fuster l'alcool et la viande doivent marcher de pair parce que ces deux éléments ont pour lui une valeur égale.

On attribue quelquefois à J.-F. Weiss (de Saint-Pétersbourg) la priorité de la thérapeutique par la viande crue. En réalité, cet auteur, en 1845, a employé par hasard la viande crue contre la diarrhée infantile. Il ne parle pas de tuberculose.

En fait, l'observation de Fuster est la première et aussi la dernière.

De 1865 à 1900 la viande crue a été ordonnée comme aliment riche en azote assimilable, nutritif et assez souvent efficace contre les troubles de la digestion, de la nutrition et de l'appétit.

Les cliniciens de cette époque ont considéré la viande crue comme un succédané, parfois dangereux souvent très utile de la viande cuite. C'était, selon eux, un aliment excellent, presque identique à la viande cuite, mais qu'ils supposaient plus facile à digérer et plus recommandable chez les tuberculeux atteints de dyspepsie, de diarrhée, de vomissements.

Pendant cette période de 1865 à 1900, la littérature médicale laisse percer une certaine indifférence des praticiens pour cette méthode thérapeutique.

Certains font montre d'une indifférence quasi-absolue : c'est à peine s'ils mentionnent le traitement par la viande crue.

D'autres se contentent d'en dire brièvement quelques mots.

Par contre, des médecins célèbres se sont beaucoup intéressés à cette question et ont émis des opinions contradictoires.

Ainsi, pour ne citer que les plus illustres, Trousseau et Pidoux, vers 1875, tout en reconnaissant à la viande crue une action reconstituante réelle dans les maladies chroniques et dans les cachexies lui dénient tout pouvoir antituberculeux spécifique.

Hérard, Cornil et Hanot, en 1888, écrivent :

« La viande crue a rendu et rend encore de très grands services... l'utilité de la viande crue a été généralement reconnue, mais souvent, il faut bien le reconnaître, elle est prise avec répugnance aux doses indiquées par Fuster... on la remplacera avantageusement dans beaucoup de cas par la poudre de viande. »

Pour Grancher et Hutinel la viande crue est un aliment qui pourrait être pris sans produire ni vomissements ni diarrhée. Ils ajoutent, cependant, que la dose efficace étant de 700 à 800 grammes par jour, on se heurterait à une répugnance ou à une intolérance invincibles. Aussi la méthode du docteur Debove leur paraît-elle judicieuse : c'est la méthode de la poudre de viande.

Le professeur Grancher considère la viande crue comme un aliment. « La ration de guérison pour un tuberculeux » dit-il, « sera surtout une ration d'aliments azotés. L'action merveilleuse de la pulpe de viande crue ou des poudres de viande est due uniquement à leur qualité de substances azotées. Elles représentent sous la forme la plus condensée et la plus assimilable, l'azote presque pur, d'où leur efficacité quasi-spécifique quand la tuberculose n'a pas fait encore trop de ravages. Quel médecin n'a assisté à ces résurrections ? »

Deux phtisiologues très distingués, Daremberg et Sabourin, affirment que la viande crue est un aliment de premier ordre dans le traitement de la tuberculose. Non pas qu'elle guérisse la tuberculose mais parce qu'elle permet aux phtisiques s'alimentant mal de réparer leurs forces et aide par là à leur guérison.

Barth estime que « la viande crue, râpée et passée au tamis, rend parfois de grands services aux malades dyspeptiques atteints de diarrhée, ainsi qu'aux enfants qui souffrent d'un catarrhe tuberculeux de l'intestin ».

Enfin Debove, Dujardin-Beaumetz, comme la plupart des thérapeutes, pensent que la viande crue ne serait qu'un aliment agissant à la manière des substances facilement assimilables.

On peut résumer l'opinion des médecins sur la viande crue de la façon suivante : La viande est un excellent aliment, et les tuberculeux, pour guérir, ont besoin de se bien alimenter. Or, comme la viande crue est plus facile à digérer que la viande cuite, elle constitue un bon aliment; en tout cas, elle est l'aliment de choix dans les troubles digestifs graves de la tuberculose.

II

Différents modes de zomothérapie.

Quand on a commencé à pratiquer la zomothérapie, une grosse difficulté a surgi immédiatement. Un grand nombre de malades ont éprouvé de la répugnance pour la viande crue ou la crainte de troubles gastro-intestinaux. Cette intolérance gastrique d'une part, ce dégoût marqué, d'autre part, ont suscité de multiples artifices pour faciliter l'absorption de la viande crue.

Il y a donc un grand nombre de procédés en zomothérapie.

Un premier procédé consiste à faire hacher la viande crue. Mais ceci a l'inconvénient de mélanger à la partie musculaire, qui seule doit être absorbée, une foule de substances telles que : aponévroses, tendons, fibres conjonctives et élastiques, etc..., qui surchargent inutilement la fonction gastrique.

Le professeur Grancher, pour éviter cet inconvénient avait indiqué une triple opération : le raclage, le pilon, le tamisage. Cette méthode est trop longue.

Le docteur Hirtz se contentait du râpage plus rapide mais assez délicat. On découpe tout d'abord la viande en tranches de 5 à 6 millimètres d'épaisseur qu'on place dans un plateau. Ensuite, tenant d'une main l'extrémité de la tranche, de l'autre armée d'un couteau à lame émoussée on gratte la viande successivement sur les deux faces jusqu'à épuisement de la pulpe. En traitant de cette manière 250 à 270 grammes de viande on obtient environ 200 grammes de pulpe. Cette opération qu'on doit pratiquer extemporanément, en été surtout, exigé un quart d'heure environ pour 100 grammes de pulpe chez une personne exercée.

Le goût de cette pulpe n'est pas toujours bien toléré. On est alors obligé d'en faire de grosses boulettes qui sont ensuite roulées dans du pain azyme ou dans du papier à cigarettes.

Très nombreuses et très variées sont les formes suivant lesquelles on peut faire absorber la pulpe de viande : boulettes du volume d'une amande, prises telles quelles, ou roulées dans du sucre en poudre; en tartine sous forme de sandwich, délayées dans du potage au tapioca, avec de la confiture, etc.

Un autre mode consiste à faire absorber la pulpe délayée dans du bouillon. On prend du bœuf cru qu'on hache menu ou réduit en pulpe, on l'assaisonne légèrement avec du sel ; selon le goût on la sert froide ou légèrement chauffée à la dose d'une demi-livre, deux ou trois fois par jour. La viande doit être parfaitement fraîche et pour cela il serait mieux de l'avoir de l'abattoir.

Le jus de viande est préparé ainsi : on met à macérer une demi-livre de viande dans 300 grammes d'eau froide avec une demi-cuillerée à café de sel, pendant 1 heure et demie à 2 heures à la température de 37°,7. On exprime le liquide à travers un linge et on sert. On peut encore exprimer le jus directement de la viande sans addition d'eau, la pression exercée doit être très forte.

Pour obtenir la soupe de viande crue, on prend une demi-livre de viande fraîche finement hachée qu'on additionne de lait de façon à faire une pâte épaisse uniforme. Immédiatement avant de servir on ajoute 300 grammes de lait à la température de 66°. A la place de lait la soupe peut être faite de même manière avec du bouillon de bœuf, du poulet, du veau.

On voit que ces divers modes comportent des complications culinaires assez incommodes. On a cherché à y obvier par d'autres moyens. On s'est adressé plus particulièrement au jus de viande.

On a d'abord eu recours aux presses de ménage, peu avantageuses car la pression réalisée est trop faible. En outre, la viande à laquelle on s'adressait n'était pas assez fraîche.

Nous touchons ici à un point très important de la question.

III

Intoxications d'origine carnée.

On ne saurait assez insister sur ce fait que la condition essentielle de l'activité du suc de viande est que celle-ci soit fraîchement abattue, en quelque sorte vivante.

Après la mort, le muscle s'altère rapidement. Au bout d'un certain temps (4 heures en moyenne) se produit la rigidité cadavérique qui détruit le glycogène et donne naissance à l'acide lactique.

L'idéal serait évidemment d'extraire le sérum des muscles, en pressant la viande moins de trois heures en hiver et moins de deux heures en été après l'abattage.

La viande du commerce, la seule qu'on puisse employer dans les familles, peut causer des intoxications, surtout en été.

Plusieurs théories ont été invoquées pour expliquer ces intoxications.

Pendant quelque temps on a fait jouer un rôle important aux ptomaïnes de la putréfaction dans la genèse des accidents toxiques. Divers auteurs ont soutenu que ces ptomaïnes avaient une action toxique très nette comparable à celle des principes actifs des champignons vénéneux. Mais la clinique a prouvé que souvent cette action des ptomaïnes était en défaut et le professeur Pouchet a montré expérimentalement que les troubles produits par les ptomaïnes ne ressemblent pas à ceux qui sont couramment observés dans les intoxications alimentaires.

Les recherches furent alors orientées dans une nouvelle voie pour établir la cause de ces intoxications. C'est ainsi qu'apparut la théorie de l'infection microbienne.

Des méthodes nouvelles ont permis de rechercher avec succès les microbes dans les viandes ingérées et dans l'organisme des personnes intoxiquées ou ayant succombé à l'intoxication. La plupart des auteurs ont été alors conduits à incriminer l'action des bactéries et des toxines qu'elles sécrètent. Il s'agit bien, pour eux, d'une infection ou d'une toxi-infection.

Une constatation très intéressante a été faite : c'est que le groupe des accidents causés par l'ingestion de viandes fraîches est de beaucoup le plus important. C'est ainsi que Sacquépée, sur 45 épidémies, en compte 36 dues à la viande fraîche consommée en nature. Il faut d'ailleurs remarquer que le danger est d'autant plus considérable que macroscopiquement ces viandes présentent toutes les apparences de la viande saine.

Les recherches faites récemment aux Halles et à la Villette par Legrand sont, à ce sujet, très démonstratives : des viandes foraines, saines en apparence, apportées aux Halles donnent 11 p. 100 de cultures positives. Les mêmes recherches faites sur des viandes prélevées presque aussitôt après l'abattage et non souillées donnent des résultats à peu près identiques. On a trouvé dans ces viandes des staphylocoques, des streptocoques, des colibacilles, etc... On a remarqué, en outre, que les ensemencements positifs sont d'autant plus nombreux que les prélèvements sont plus tardifs et effectués plus près de la surface.

D'après Legrand, la chair fraîche serait un

mauvais milieu de culture pour les agents pathogènes situés dans son épaisseur. Au contraire, les microbes banaux déposés à sa surface par le simple contact avec l'air ambiant ont tendance à se multiplier rapidement et envahissent très vite la masse entière.

En 1888 Gärtner, à l'occasion d'une épidémie, ensemença des milieux de culture avec de la viande ayant provoqué des accidents. Il arriva à isoler un microbe particulier : le *Bacillus enteritidis*. De nombreux auteurs confirmèrent sa découverte. Ils établirent que les multiples espèces de bactéries formant la flore microbienne de la viande toxique, pouvaient se grouper autour du *Bacillus enteritidis*.

Achard et Bensaude, en France, ont signalé, dans la viande, la présence de bacilles paratyphiques. Ils ont montré que ces bacilles ont des analogies avec ceux du groupe Gärtner.

Il nous paraît intéressant de citer, en passant, quelques chiffres, pour montrer que les diverses espèces animales n'interviennent pas suivant les mêmes proportions dans la production des accidents infectieux.

Voici la table de Sacquépée :

Viande fraîche de porc.	.	.	.	9 cas
—	—	veau.	. .	7 —
—	—	vache	. .	7 —
—	—	cheval	. .	6 —
—	—	bœuf	. .	6 —
—	—	mouton	.	1 —

Selon Scheidenmuhl, 61 épidémies donneraient les chiffres suivants :

Viande de vache .	. . . .	38 cas
—	veau	15 —
—	porc	3 —
—	bœuf	3 —
—	cheval. . . .	2 —

Plus récemment Gualducci, sur 98 cas indique :

Viande de vache .	. . . .	25 cas
—	veau	19 —
—	bœuf	19 —
—	porc	18 —
—	cheval. . . .	6 —
—	mouton . . .	1 —

Il résulte de cette statistique fournie par les hommes les plus compétents dans l'art vétérinaire et par l'un des bactériologistes les plus savants, que c'est la viande crue de cheval et de mouton qui est la moins dangereuse et la moins nocive.

Nous prouverons dans un instant que la viande de cheval est infiniment plus riche en azote et en glycogène que le mouton lui-même.

IV

Constitution du plasma musculaire. Étude particulière du plasma musculaire du cheval.

D'après le professeur Armand Gauthier, la chair musculaire est constituée par deux parties essentielles, l'une insoluble et l'autre soluble.

La partie insoluble est formée d'abord par trois principes albuminoïdes qui sont : la myosine, la myostrosine et l'oséine, et ensuite par des sels minéraux, surtout des phosphates (phosphate calcium, de fer, de magnésium). A l'état frais, la proportion de la myosine est d'environ 8 à 11 p. 100 du poids total des muscles. La myostrosine qui renferme un noyau phosphoré ne s'y trouve que dans la proportion de 4 à 5 p. 100.

La partie soluble est constituée par deux principes albuminoïdes : d'une part la myoalbumine (dans la proportion de 1 p. 100) et d'autre part la peptone (dans la proportion d'un demi à 2 p. 100.)

A ces deux éléments il faut ajouter une matière colorante rouge analogue à celle du sang, certaines lécithines, des leucomaïnes, de l'énosine, du glycogène, de l'acide lactique et enfin des sels minéraux comme du chlorure de potassium, un peu de chlorure de sodium, des traces de sulfate et surtout de phosphate bibasique de potassium.

De cet exposé rapide une conclusion se dégage immédiatement : c'est que la viande sera l'aliment de choix pour le tuberculeux, car c'est le seul qui pourra lui fournir l'azote nécessaire pour réparer ses pertes organiques.

Comme nous l'avons déjà dit, la teneur en azote du plasma musculaire équin a une importance capitale.

Voici, d'après le professeur Gautier, la composition moyenne de la viande de cheval :

Eau 74,27
Substances azotées. 21,71
Graisses. 2,55
Substances non azotées 0,46
Matières minérales 1,01

Deux auteurs belges, après de nombreuses analyses, donnent les chiffres suivants, pour les divers morceaux :

CHEVAL MAIGRE :

	Cou.	Filet.	Cuisse.
	p. 100	p. 100	p. 100
Eau	72,02	76	75,22
Substance fixe. . . .	24,08	24	24,78
Substances musculaires	22,85	21,76	23,26
Graisse	0,95	1,24	0,52
Cendres	1	1	1

CHEVAL GRAS

	Cou.	Filet.	Cuisse.
	p. 100	p. 100	p. 100
Eau.	75,1	77,3	79,28
Substances fixes . . .	24,9	22,7	20,72
Substances musculaires .	22,16	20,64	18,86
Graisse	1,74	1	0

Si maintenant nous examinons la teneur en substances azotées des différentes viandes usitées dans l'alimentation nous trouvons les chiffres suivants :

Azote p. 100

Animaux en général.	16
Bœuf (viande moyenne)	21
Veau.	19
Mouton.	17
Porc	20
Jambon fumé.	25
Cheval	22
Viande d'oiseau en général . . .	15 à 20
Viande de gibier en général. . .	22 à 25
Volaille de basse-cour. . . .	20 à 22

La viande de cheval est particulièrement riche en substances azotées, en glycogène, en sels minéraux et en hémoglobine. Nous résumons ces caractères chimiques dans le tableau suivant :

A l'analyse, 100 parties de muscle donnent respectivement :

Animaux	Substances azotées p. 100	Graisses p. 100	Glycogène p. 100	Sels minéraux, phosphates, chlorures, etc. p. 100	Hémoglobine (Teneur en Fe^2O^3) p. 100
Bœuf. .	21	5,41	traces	1,18	0,40
Cheval.	22	2,55	1 à 4,5	1,47	0,47

On voit en même temps qu'il y a aussi une différence appréciable entre les deux hémoglobines.

Le professeur Gautier a montré que : 1 litre de sang de bœuf contient 95 à 104 d'hémoglobine, tandis que 1 litre de sang de cheval en contient de 104 à 118.

La dernière colonne du tableau ci-dessus montre que ces deux hémoglobines ont une richesse inégale en fer physiologique Fe^2O^3 et que celle du cheval l'emporte de 0,07 p. 100.

D'une analyse de M. Perret il résulte que, d'une manière générale, le plasma musculaire renferme environ 2 p. 100 de matière colorante évaluée en hémoglobine.

La teneur en azote se décompose comme suit :

Azote total = 16,8
Azote soluble = 3,91
Azote insoluble (albuminoïdes) = 11,85

Sa teneur en albumine est égale à 72,20.

12 grammes d'azote albuminoïde représentent à peu près 73 grammes d'albumine.

On voit donc que le plasma musculaire présente à peu près la même teneur en albuminoïdes que la plasma sanguin (80 grammes d'albuminoïdes).

De nouvelles analyses ont fourni à M. Ch. Richet les résultats suivants :

1 litre de plasma musculaire contient :

Azote total = 11 gr. { Azote des albuminoïdes = 8,5
{ Azote soluble = 2,5

Sels . . . . 9 grammes

Ces sels, analysés par M. Perret, donnent :

P²O⁵.	3 gr. 15
K²O	2 gr. 72
Na²O	o gr. 70
Cl	o gr. 90
SO³	o gr. 15
Autres substances non dosées (surtout CaO)	1 gr. 28
Glucose	traces
TOTAL	8 gr. 90

D'après les calculs de M. Richet ces chiffres correspondent à :

Valeur en urée (après transformation).	20 gr.
Valeur en calories.	250 gr.
Valeur en albumines	50 gr.

Ces chiffres répondent, d'une façon très nette, à l'objection de la suralimentation, car la quantité de calories nécessaires à l'homme étant de 3.200 par 24 heures, en chiffres ronds, il faudra à l'homme $\frac{3.200}{250}$, c'est-à-dire la quantité considérable de 12 litres, en chiffres ronds, de suc de viande, et, d'autre part la quantité d'azote nécessaire à ce même homme ne serait donnée que par 2 litres de suc de viande.

« Or, dit le professeur Richet, il a été établi que 10 grammes de jus de viande par kilo d'animal suffisent pour préserver de la tuberculose cet animal. Ce qui représente pour un homme de 75 kilos le total de 750 grammes, qui représenteraient eux-mêmes 8 gr. 25 d'azote.

« Si on compare ces chiffres à ceux donnés plus haut, on voit que ces quantités sont bien suffisantes pour la nutrition de l'homme et qu'elles sont suffisantes pour son traitement contre la tuberculose ; ce qui démontre d'une façon éclatante qu'il ne s'agit pas dans la zomothérapie, d'une suralimentation mais d'une véritable médication, et, qu'indépendamment de cela il faut alimenter le malade autrement. »

Dans le tableau comparatif des tissus musculaires du bœuf et du cheval, nous avons re-

marqué la supériorité de ce dernier au point de vue glycogénique.

Le glycogène est un élément très important. On sait, depuis les travaux du professeur Chauveau, que le glycogène est un principe dynamique de premier ordre. On sait aussi qu'il jouit, vis-à-vis des poisons des tissus, de propriétés anti-toxiques très nettes.

Chez le cheval, la teneur en glycogène varie avec les régions musculaires considérées. Citons les chiffres de Waywood :

Régions	Eau p. 100	Graisse p. 100	Glycogène p. 100	Glycogène dans le résidu sec dégraissé p. 100
Cou. . {	70,51	9,01	0,30	1,47
	74,30	9,63	0,48	2,28
	77,22	5,84	0,86	5,08
Côtes. {	66,12	12,51	0,60	2,85
	72,87	4,54	0,54	2,39
	76,31	1,24	0,79	3,52
Flanc. {	57,93	25,01	0,42	2,46
	71,79	7,66	0,33	1,61
	76,39	1,16	0,53	2,36

D'où vient ce glycogène ? Il est fabriqué par le muscle au repos, aux dépens du sucre du sang.

Le régime azoté l'augmente ; un régime exclusivement azoté fait que la proportion dépasse celle du foie (Weiss) et c'est pourquoi la viande de cheval, plus riche en azote, est indiquée comme alimentation surazotée du tuberculeux, le glycogène servant à la nutrition et au travail du muscle.

Sans vouloir entrer dans la discussion du devenir du glycogène, nous dirons simplement qu'il nous paraît exagéré de proclamer analytiquement la disparition du glycogène aussitôt après la mort. C'est peut-être vrai après la mort lente (maladies, animaux forcés). Mais il ne faut pas oublier que chez les sujets frappés de mort subite — et c'est le cas chez l'animal abattu — le glycogène persiste longtemps dans le foie (c'est même une méthode de diagnostic en médecine légale).

Le glycogène persiste aussi un certain temps dans le muscle quoique nous sachions qu'à l'état normal il s'opère des transformations très rapides dans le muscle, doué de fonctions glycogéniques particulières. A cet égard on peut considérer l'acide sarcolactique qu'on rencontre dans les muscles fatigués des animaux usés, comme une transformation du glycogène.

Chez l'animal reposé et abattu cet acide est absent.

On sait que c'est à sa richesse en glycogène que sont dues principalement les propriétés anti-toxiques du plasma musculaire équin.

De cette étude chimique détaillée il ressort que le plasma musculaire équin a une grande supériorité physiologique sur le muscle du bœuf.

Ce qui frappe surtout c'est la différence très nette existant entre les deux substances musculaires au triple point de vue de l'azote, du glycogène et de l'hémoglobine. Le muscle du cheval est saturé d'azote et c'est à cela qu'il doit ses propriétés nutritives et reconstituantes supérieures. De plus, sa forte teneur en fer et en glycogène représente un facteur dynamogénique et antitoxique absent chez les bovidés.

Enfin il est beaucoup plus en riche en sels minéraux et contribue par là encore à la restauration organique du tuberculeux.

V

Avantages de l'hippozomothérapie.

Nous avons insisté particulièrement sur les conditions rigoureuses de fraîcheur que doit présenter la viande crue. Ces conditions ne sauraient être réalisées dans la pratique courante. C'est donc à la préparation industrielle qu'il faut s'adresser. Elle seule peut assurer un jus de viande vraiment actif grâce à ses machines puissantes, à son outillage perfectionné, au traitement extemporané de la viande obtenue par l'abatage immédiat d'animaux dûment vérifiés par les services vétérinaires.

En outre, le médecin doit mettre en œuvre une alimentation vraiment rationnelle qui, sous un faible volume, réunisse les éléments nutritifs indispensables pour augmenter la résistance de l'organisme. C'est précisément la zomothérapie qui permet cette alimentation intensive sous un petit volume. Mais le suc de viande fraîche seule possède les mêmes propriétés chimiques que la viande crue.

La zomothérapie, pour donner les effets voulus, ne peut s'adresser indifféremment à la viande de tel ou tel animal. Il importe beaucoup de choisir l'animal le plus sain, le plus vigoureux, celui dont la chair est chimiquement la plus riche et la plus digestive et aussi la moins coûteuse.

La viande de cheval semble répondre le mieux à ces désiderata.

Il n'y a pas de médicament dans la viande de cheval. Elle ne renferme rien de spécifique. Mais le plasma musculaire équin, ou horsine, comme nous le verrons plus loin, est d'une richesse extraordinaire.

On sait que la valeur alimentaire d'une viande est en rapport direct avec sa richesse en substances albuminoïdes qui constituent la majeure partie de la chair musculaire.

Or, si nous comparons la richesse en albuminoïdes des diverses viandes, nous trouvons les chiffres suivants :

Bœuf (viande moyenne). 20,96
Veau (viande maigre moyenne). . . . 19,86
Mouton (viande moyenne) 17,11
Porc (viande moyenne). 20,25
Cheval (viande moyenne). 21,71

Ce tableau montre que la viande de cheval renferme les plus fortes proportions en albuminoïdes. Mais le point capital c'est que la viande de cheval est la plus riche en azote.

Tandis que la viande de bœuf ne renferme que des traces de glycogène il s'en trouve de 1 à 4 p. 100, dans le muscle équin. Remarquons, en passant, que ce glycogène disparaît après la mort chez les animaux usés où il se transforme en acide sarcolactique.

On a soutenu que la viande de cheval est moins riche en graisse, qu'elle n'en renferme que 2,55 p. 100 contre 5,4 pour la viande de bœuf. Ceci n'est vrai que pour les chevaux mal nourris. Chez ceux qui ont mangé beaucoup d'avoine, la graisse est plus consistante, plus blanche, plus abondante.

La viande de cheval est non seulement plus nourrissante mais encore plus digestible, comme le prouve l'étude histologique.

Sur une coupe transversale de muscle (à l'œil nu) on voit que le grain de viande de cheval est plus fin que celui d'autres viandes, ce grain étant constitué par des fibres musculaires plus fines.

Voici les chiffres de Jungers :

Cheval. 51μ,2
Bœuf. 57μ,4
Mouton. 22μ,4

Notons encore que la digestibilité de la viande de cheval reste invariable avec l'âge et que tous les morceaux sont également tendres, quelle que soit leur qualité.

Au point de vue hygiénique la viande de cheval tire sa valeur de son extrême pureté au double point de vue parasitologique et toxicologique.

A côté de la viande de cheval, citons-en par comparaison quelques autres :

Le veau est très digestif mais beaucoup moins riche en azote et en glycogène; en outre, on y trouve assez souvent du bacille de Koch. Cette viande se recommande chez les dyspeptiques pour remplacer le bœuf.

Bœuf : cette viande est beaucoup plus lourde à cause des déchets qu'elle donne; il faut la défendre rigoureusement aux arthritiques et aux lithiasiques.

Le mouton donne une chair d'excellente qualité, renfermant beaucoup d'azote ; c'est une viande saine et rarement tuberculeuse.

Le porc donne une viande très indigeste et très souvent contaminée par les trichines, parfois par le bacille de Koch.

En résumé, la viande de cheval est la plus azotée des viandes de boucherie. Elle est très riche en glycogène. Or Chauveau a démontré que le glycogène est un élément dynamogénique très important. C'est un élément tonique qui jouit aussi d'un pouvoir antitoxique neutralisant les ptomaïnes des tissus ou les toxines microbiennes.

Le cheval est exceptionnellement tuberculeux. Fait très important pour le traitement des débiles, des convalescents et des tuberculeux confirmés.

L'expérience prouve que les animaux nourris avec la viande de cheval résistent plus longtemps à la tuberculose que ceux nourris avec la viande de bœuf.

Le glycogène est un facteur dynamogène dans la résistance contre la tuberculose. Il augmente la puissance de l'organisme et donne naissance à un grand nombre de calories.

Les expériences faites dans les dispensaires et les Sanatoria ont prouvé aussi, d'une façon indéniable, que la viande de cheval est plus saine, plus nutritive que toutes les viandes répandues et plus facile à digérer.

VI

L'état de la nutrition chez le tuberculeux.

Pour voir comment la zomothérapie en général, et plus particulièrement l'horsine, agit dans la tuberculose, il nous faut d'abord connaître l'état de la nutrition chez le tuberculeux, les déchéances dont son organisme est le siège, les pertes minérales qu'il subit.

L'étude des échanges nutritifs dans la tuberculose nous fera mieux comprendre le rôle reconstituant de la zomothérapie.

Il existe des relations intimes entre le sol

minéral et le sol azoté d'un organisme. Les échanges organiques se font sur une base qui se compose d'un côté, de matières minérales, de l'autre, de matières azotées.

Quelles sont donc, chez le tuberculeux, les proportions respectives d'azote et de matières minérales ?

On sait qu'il y a des rapports constants entre les urines et la composition chimique de l'organisme humain. L'urine est, en effet, comme l'a dit Fourcroy, « la lessive du corps ».

C'est au docteur Albert Robin que revient le mérite d'avoir établi les rapports existant dans le corps humain entre les matières azotées et les matières minérales. C'est également lui qui en a fixé les normes.

Le docteur Robin a constaté, qu'à l'état de santé, la somme de l'azote total reste toujours au-dessous de la somme totale des matières minérales. Par conséquent plus l'individu s'en rapproche, plus il se déminéralise et plus sa déchéance est grande.

On pourrait schématiquement représenter ces deux substances par une fraction dont le numérateur serait l'azote et le dénominateur la matière minérale.

A l'état physiologique, cette fraction doit être plus petite que l'unité. Si elle est égale à l'unité, l'organisme dépérit, il se défend mal. Si la fraction devient plus grande que l'unité, il s'agit d'un état pathologique sérieux.

Gaube (*Bulletin général de thérapeutique*, 29 février, 15 mars 1896), pour un individu sain donne les chiffres suivants :

Azote. 15,24
Matières minérales 18,50

Tandis que chez le tuberculeux on trouve en moyenne :

Matières minérales 10,11
Azote. 9

On voit nettement que l'azote l'emporte sur les matières minérales et que les chiffres de la normale sont en quelque sorte intervertis.

On est en droit de dire que le terrain tuberculeux est un sol déminéralisé.

En s'en tenant aux chiffres indiqués ci-dessus, l'homme normal utilise 1 gramme de matière minérale pour produire 0,74 d'azote.

Le tuberculeux avec 1 gramme de matière minérale produit 0,88 d'azote.

Il se trouve donc dans une infériorité notable, dans un véritable état de misère minérale.

C'est là la caractéristique capitale du terrain tuberculeux.

Mais le sol tuberculeux n'est pas seulement déminéralisé, il est ausssi pauvre en chlorures. L'urine des tuberculeux ne renferme en moyenne que 2,90 de chlore au lieu de 6,65 à l'état normal. Elle présente tous les caractères des urines fébriles : c'est-à-dire que le volume total en est diminué, qu'elle est chargé en acide urique et que les urates s'y précipitent. L'urée est augmentée parallèlement à l'élévation de la température.

La potasse et la chaux sont également augmentées chez le tuberculeux.

Au contraire, les phosphates sont notablement diminués. C'est ainsi que dès le début de sa maladie le bacillaire perd de 3 à 4 grammes de phosphates par litre d'urine.

Plus tard cette phosphaturie s'accentue encore et elle ne s'arrête qu'à la période de cachexie, comme l'a montré Teissier. — Cette phosphaturie expliquerait pour Charrin et Guignard les douleurs si fréquemment éprouvées par les tuberculeux dans la continuité des os longs.

Un autre caractère important du terrain tuberculeux, c'est qu'il est hypoacide.

C'est un fait général que l'acidité totale de l'urine est diminuée chez le tuberculeux.

L'observation clinique d'une part, le laboratoire d'autre part, ont démontré que le chimisme humoral chez le tuberculeux est précisément de création inverse de celle qu'on lui a longtemps supposée.

L'école de M. Bouchard considérait le taux de notre alcalinité humorale comme la mesure de notre résistance à l'infection générale.

On admettait alors que l'hyperalcalinité constituait un élément défensif de premier ordre contre l'action microbienne et la thérapeutique s'ingéniait à obtenir par divers moyens cette hyperalcalinité salutaire.

Cependant, au temps où la clinique occupait la première place en médecine, Trousseau et Pidoux avaient attiré l'attention sur ce qu'ils appelaient la « cachexie alcaline » et en avaient effrayé les médecins.

D'où provenait cette erreur d'interprétation ? De ce fait que tous les physiologistes avaient proclamé que le sang est alcalin. M. Gautrelet fit le premier remarquer que le sang est un liquide doué de propriétés chimiques acides. Il renferme en effet des sels acides et même un acide libre, l'acide carbonique.

La bactériologie nous enseigne de son côté que pour vivre et se développer les microbes ont besoin de milieux de culture alcalins.

L'hypoacidité chez le tuberculeux n'est qu'une conséquence de la constitution spéciale de son terrain.

A l'état normal l'urine est acide.

L'acidité de l'urine tient à plusieurs causes. Elle provient en majeure partie du phosphate acide (67 p. 120 d'après Robin).

Elle provient encore, mais pour une plus faible partie, des urates acides.

Elle provient enfin de certains acides libres : acide lactique, hippurique, sarcolactique, oxalique, phospho-glycérique.

Cette acidité reflète en quelque sorte l'état d'alcalinité du sang. Elle constitue, à vrai dire, l'expression symptomatique de la nature minérale du terrain et de la proportion des matières minérales.

Étant donné le terrain tuberculeux tel que nous l'avons signalé, il est tout naturel que cette acidité soit dans le même rapport et qu'elle ait baissé.

Mais le chiffre de l'acidité urinaire normale constitue un point sur lequel les auteurs sont loin de s'accorder.

Au lieu de l'exprimer, comme on le fait d'habitude, en acide chlorhydrique, acide orthophosphorique ou acide sulfurique monohydraté, Joulie trouve plus exact de l'exprimer en prenant le rapport de l'acidité urinaire à l'excédent de densité de l'urine sur l'eau ; les chiffres de Gautrelet conduisent Joulie à considérer ce rapport comme normal quand il se maintient entre 4 et 5. Au-dessous, l'urine serait hypoacide, et hyperacide au-dessus. L'acidité normale exprimée en acide chlorhydrique oscille, par litre, entre 1 gr. 50 et 2 grammes.

Exprimée en acide orthophosphorique ou acide sulfurique monohydraté, l'acidité normale serait de 0 gr. 869.

Or, si l'on exprime en acide chlorhydrique l'acidité urinaire du tuberculeux, on voit que le coefficient qui le représente varie entre 0 gr. 25 et 1 gramme ; il n'est pas rare même que l'urine soit franchement alcaline.

Le terrain tuberculeux présente donc des caractères bien tranchés qui sont :

L'hypoacidité qui place le tuberculeux à l'antipode du terrain arthritique, la déminéralisation minérale (déphosphatisation) et la déminéralisation organique (déperdition azotée).

Cette désassimilation organique est la preuve d'une véritable autophagie de l'organisme qui vit sur ses propres réserves musculaires. De là provient l'amaigrissement parfois si considérable dès le début de l'invasion bacillaire.

L'une des premières indications pour l'alimentation du tuberculeux sera donc de combler ce déficit azoté et phosphoré de l'organisme. La viande crue, qui constitue le type par excellence des aliments azotés, albuminoïdes, répondra le mieux à ce but.

VII

Propriétés physiologiques et mode d'emploi de la zomothérapie.

Les notions précédentes acquises, nous allons élucider le mode d'action de la zomothérapie.

Des recherches expérimentales récentes ont établi des données fort intéressantes sur ce mode d'action des sucs musculaires.

On a d'abord démontré que l'injection de plasma musculaire dans les cavités séreuses de divers animaux (chiens, chats, cobayes, lapins) déterminait une mononucléose intense. On observe un phénomène identique avec des injections de nucléo-protéides ou d'hématies en nature.

Au contraire, d'autres substances, tels que le bouillon, le sérum artificiel, etc..., injectées, provoquent de la polynucléose. Nous savons d'autre part que les leucocytes mononucléaires constituent les agents de défense par excellence de l'organisme.

En outre le docteur Deulezeune, de l'Institut Pasteur, a établi la loi de formation des cytotoxines : si on injecte à un animal un parenchyme organique provenant d'un autre animal, le sérum du premier acquiert des propriétés toxiques pour les cellules qui ont servi à le traiter. Or, si on injecte à des animaux du plasma musculaire, on constate que le sérum des animaux traités se comporte absolument comme si on leur avait injecté des cellules fraîches : le sérum acquiert en effet des propriétés cytotoxiques et si on l'injecte à un autre animal de l'espèce ayant fourni les cellules injectées, il provoque, tout comme un sérum néphrotoxique, de l'albuminurie et des lésions des cellules rénales.

On a étudié aussi l'action du plasma musculaire sur le cœur. Lorsque le sérum physiologique n'était plus capable d'entretenir les contractions du cœur séparé du tronc, il suffisait d'ajouter une faible proportion de suc musculaire au sérum pour que le myocarde entrât de nouveau en contraction.

Le plasma musculaire a donc, à ce point de vue, une action supérieure à celle du sérum artificiel et se rapproche ainsi des liquides de Locke et de Dinger, plasmas vitaux caractéristiques.

Ces diverses expériences tendent donc à prouver que le suc musculaire, l'horsine en particulier, constitue un véritable plasma vital. Ceci nous explique à la fois son pouvoir hyperphagocytaire si marqué et son action si puissante de régénération de l'organisme tout entier.

Quelle que soit d'ailleurs l'hypothèse invoquée pour expliquer le mode d'action de l'hippozomothérapie, il y a une chose qui se recommande actuellement sans conteste à tout les cliniciens, c'est le bien fondé de cette méthode thérapeutique et sa remarquable efficacité dans la tuberculose et les divers états consomptifs.

Il est à remarquer qu'à côté de l'action indirecte sur le terrain tuberculeux, la médication hippozomothérapique possède une action directe à l'égard de l'infection bacillaire, comme le prouvent des expériences physiologiques toutes récentes.

On a déterminé chez les animaux des intoxications par le toluilène-diamine, qui est un véritable poison du sang et dont la toxicité se traduit par des signes cliniques manifestes : hémoglobinurie et albuminurie. Or, on constate, d'une façon remarquable l'atténuation des phénomènes toxiques chez les animaux traités par le suc musculaire, comparativement à ce qui se passe chez les témoins ; chez les animaux prenant du suc musculaire le passage de l'hémoglobine dans le sang est toujours atténué, parfois même arrêté, alors que les témoins présentent de l'hémoglobinurie.

Ces expériences nous démontrent l'action atténuante très remarquable du suc de viande vis-à-vis des poisons du sang. Cela nous explique l'action du suc musculaire de cheval à l'égard du bacille de Koch, dont il neutraliserait les toxines.

Il est probable que les propriétés anti-toxiques du suc musculaire équin sont dues en grande partie à sa richesse en glycogène dont la valeur antitoxique est bien connue.

Rappelons, en passant, que l'Horsine, ou suc musculaire équin, contient 75 p. 100 de principe actif.

Ce plasma musculaire agit comme un ferment. Grâce aux oxydases et aux enzymes qu'elle renferme, la viande crue présente des propriétés nutritives multipliées. Au contact de ces ferments, les aliments décuplent leur rendement et leur coefficient d'utilisation.

Les résultats fournis par la zomothérapie expérimentale, maniable à la façon d'un réactif physiologique contre la tuberculose inoculée, sont autant d'arguments qui autorisèrent MM. Ch. Richet et Héricourt à dire qu'il s'agissait bien là d'une médication spécifique, entendant par ce terme « une médication susceptible à elle seule d'enrayer l'évolution de l'infection tuberculeuse. »

Le suc musculaire est-il un antitoxique ? un stimulant de la phagocytose ? un tonique particulier du système nerveux destiné à augmenter la défense de l'organisme? Il est difficile de dire quels sont les éléments actifs du suc musculaire et quel est le mécanisme de son action antituberculeuse.

Voici l'explication donnée par M. le professeur Richet :

« Supposons que les éléments nerveux sont, à un moment donné, imprégnés par le poison que sécrète le bacille tuberculeux : cette intoxication sera la cause immédiate de la mort. En effet, si l'individu ou l'animal tuberculeux meurent, c'est par suite d'une intoxication lente, 'd'une déchéance organique graduelle, déchéance due à ce que peu à peu le système nerveux se trouve imprégné, intoxiqué par un poison, le poison redoutable que fabrique le bacille tuberculeux. Une tuberculine quelconque, inconnue encore, va porter son action délétère sur le système nerveux. Or, comme le système nerveux commande tous les phénomènes chimiques de l'organisme, une fois que le système nerveux est atteint tout le chimisme de l'être est en souffrance. Il n'y a plus de nutrition satisfaisante, parce que le système nerveux qui préside au trophisme de toutes les cellules vivantes est profondément lésé. Son intoxication amène des troubles graves de la nutrition dans toutes les cellules de l'organisme.

« Si le sérum musculaire empêche la déchéance du système nerveux c'est probablement par une sorte de substitution nutritive. Admettons que, dans le jus de viande, se trouvent certaines substances qui viennent se fixer sur les cellules nerveuses. Une fois que ces cellules se trouvent imprégnées par ces substances, elles ne peuvent plus absorber ce poison tuberculeux et alors celui-ci circule dans l'organisme sans pouvoir offenser les cellules nerveuses, parce que ces cellules, saturées par d'autres substances, sont réfractaires à l'imprégnation, à l'inhibition par le poison tuberculeux.

« C'est à peu près ce qui se passe avec un écheveau de soie colorée, qui, une fois colorée, ne peut plus fixer une nouvelle matière colorante. Si, au contraire, cet écheveau était blanc, il prendrait toute la matière colorante du bain où on l'aurait plongé ; mais une fois qu'il est teint, il a fixé une couleur et n'en prend plus d'autre. De même les cellules nerveuses, une fois qu'elles se sont imbibées des substances contenues dans le suc musculaire ne peuvent plus s'imbiber de tuberculine. Alors peu à peu l'organisme se débarrasse de la tuberculine par les émonctoires naturels et la maladie, au lieu de s'acheminer à une terminaison fatale, marche régulièrement vers la guérison. »

D'autre part MM. Josias et J. Ch. Roux s'expriment ainsi au sujet du mode d'action de la viande crue. « Il ne paraît pas que la viande crue jouisse d'une action directe sur les microbes de la tuberculose ou sur leurs poisons ; et le meilleur argument que nous en puissions donner, c'est une ostéite tuberculeuse qui a évolué lentement chez une de nos malades en voie de guérison manifeste. Il semble plutôt que le sérum musculaire et la viande crue agissent en augmentant le ressort de l'organisme, en facilitant la lutte contre la tuberculose. Le malade est placé dans de meilleures conditions et guérit par les processus habituels de guérison de la tuberculose.

« L'augmentation rapide du poids, dès le début du traitement, est le meilleur indice de ce réveil de la résistance organique et par suite nous paraît être le signe le plus favorable pour le pronostic. »

Le docteur Philipp, d'Edimbourg, pense que la viande crue a surtout pour effet de détruire les toxines qui ont fusé dans le tissu musculaire.

Pour lui, la fatigue musculaire est cliniquement un signe précoce de tuberculose. Il y a là un déficit d'énergie qui tend à s'accroître avec les progrès de la maladie. Il se produit en même temps de l'atrophie musculaire. Les muscles du squelette subissent une fonte rapide. L'irritabilité musculaire à la percussion est augmentée. Le tissu musculaire du cœur, des artères et des parois du tube gastro-intestinal s'atrophie aussi. D'où : pouls faible et fréquent, action péristaltique défectueuse.

Suivant cet auteur, la toxine tuberculeuse est une toxine musculaire. La cause immédiate de la mort, au cours de la tuberculose non compliquée, est une intoxication du muscle cardiaque.

Ces faits le conduisirent à traiter ses malades par la viande crue dont l'action principale consiste précisément à reconstituer le tissu musculaire.

En soumettant ses malades au traitement par le jus de viande il observa les faits cliniques suivants :

1° L'administration de la viande crue amène une augmentation remarquable dans la rétention de l'azote, même avec une quantité moindre absorbée ;

2° Le chimisme intestinal devient meilleur ;

3° La quantité d'hémoglobine augmente rapidement ;

4° La leucocytose digestive (lymphocytose) est augmentée parfois du double de celle observée après l'usage de la viande cuite.

Le fait que la viande crue produit une absorption diminuée de l'azote total tout en augmentant la rétention de cet azote semble confirmer les recherches publiées récemment par le professeur Richet et dans lesquelles il estime qu'il est possible d'obtenir une augmentation de poids chez des chiens et chez des hommes tuberculeux, à l'aide d'un régime de valeur calorique plus faible, pourvu qu'il renferme 5o p. 100 ou plus de viande crue.

L'action spécifique de la viande crue s'exerce sur le mécanisme de la rétention azotée, en permettant aux protéides alimentaires de s'incorporer aux tissus et en évitant qu'elles ne soient utilisées simplement comme combustible.

L'action de la viande crue peut s'expliquer en supposant que la fonction des leucocytes de la digestion, qui apparaît durant l'absorption des protéides, consiste à rendre plus vitales les albumines absorbées en les convertissant en cellules protoplasmiques. Ceci est probablement réalisé par la sécrétion dans le sérum sanguin d'un corps spécifique. Ce corps spécial, dans la tuberculose, est probablement diminué par l'action des toxines de la maladie selon un mode particulier, et l'effet de la

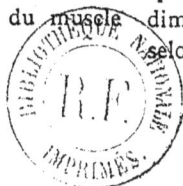

viande crue est dû à la stimulation des leucocytes digestifs, permettant par là une fixation
plus considérable de l'azote absorbé.

Voilà comment agit la zomothérapie. Mais
ce procédé d'alimentation ne doit pas être em
ployé à l'aveuglette, à tort et à travers, sans
étude préalable du sujet qu'on à l'intention de
traiter. Il doit être justifié par la clinique et
par l'observation.

Cette méthode thérapeutique doit répondre
aux besoins réels du malade.

Mais pour être efficace elle doit être appliquée d'une façon systématique et conti-
nue.

A quelle dose convient-il de donner la viande
crue ?

On sait, depuis les travaux de MM. Richet
et Héricourt que la dose, en quelque sorte
spécifique est de 12 grammes par jour et par
kilogramme d'animal. Si nous appliquons ces
chiffres chez l'homme, nous voyons que pour
un individu de 60 kilogrammes nous serons
amenés à lui faire ingérer 720 grammes de
viande crue. Cette quantité considérable doit-
elle être donnée au tuberculeux ?

Il s'agit d'abord de savoir si l'organisme
pourra supporter une pareille quantité d'aliments azotés. D'autre part, il ne faut pas per-
dre de vue que les fonctions d'élimination
chez un malade infecté par les produits de la
fièvre, sont déjà assez surchargées du fait de
la maladie elle-même. Or, la molécule d'albumine si complexe, en se transformant, donne
naissance à des produits multiples: urée, acide
urique, créatine, corps xanthiques, acides bi-
liaires, substances alcaloïdiques, ptomaïnes,
leucomaïnes.

En sorte que si la viande crue est un adjuvant précieux dans le traitement de la tuberculose pulmonaire, son emploi doit être sur-
veillé et réglementé.

Il y a intérêt à commencer par de petites
doses. Pratiquement il semble bon de ne pas
dépasser la dose de 300 grammes par jour.

Voilà la dose pour ce qui est de la viande
crue proprement dite.

Le suc musculaire extrait de la viande crue
a le grand avantage de renfermer sous un
faible volume une grande quantité de substances albuminoïdes. On a donc toute faci-
lité pour donner aux malades des quantités
plus considérables d'albuminoïdes sous forme
de jus de viande.

Il faut cependant remarquer que les doses
de suc musculaire à faire absorber aux malades varient avec la période et la gravité de
la maladie.

D'une manière générale les quantités de
liquide à faire ingérer aux malades sont les
suivantes, d'après le docteur Plicque :

Pour une tuberculose latente ou du premier degré : 200 à 400 grammes;

Pour une tuberculose au 2e degré : 400 à
800 grammes ;

Pour une tuberculose au 3e degré : 800 à
1.200 grammes.

Le jus de viande doit être pris en nature.
Au besoin on y ajoutera une petite quantité
de sel.

Le mieux est de l'administrer une demi-
heure avant le déjeûner.

Les chiffres ci-dessus nous paraissent un
peu forts et nous estimons que la dose
moyenne de 4 à 6 cuillerées à soupe par jour
est suffisante. On peut faire prendre ce plasma
musculaire aux malades dans un peu d'eau
froide ou tiède.

Le suc musculaire ne s'accompagne jamais
de troubles intestinaux. S'il se produit de la
diarrhée c'est que la viande pressée n'est pas
fraîche ou que le suc n'a pas été préparé avec
assez de soins ou enfin qu'il n'a pas été pris
assez tôt après sa préparation.

Il y a toute une série de précautions à ne
pas négliger, surtout quand il fait chaud, si
on veut obtenir de bons résultats.

VIII

Traitement des différentes formes de tuberculose par le suc musculaire de cheval ou horsine. Résultats thérapeutiques.

La Zomothérapie a été employée par un grand nombre de médecins dans les différentes formes de la tuberculose : aussi bien de la tuberculose pulmonaire que de la tuberculose osseuse et ganglionnaire.

MM. Josias et Roux d'une part, M. Héricourt d'autre part, ont utilisé la zomothérapie dans la tuberculose pulmonaire chez les enfants.

D'une façon générale, les malades qu'ils ont traités par cette méthode à l'hôpital et en ville et qu'ils ont pû suivre assez longtemps, ont gardé un état général très satisfaisant.

M. Héricourt insiste sur un point : à savoir que pour obtenir de bons résultats et durables, le traitement doit être poursuivi très longtemps, interrompu et repris périodiquement.

S'appuyant sur de nombreuses expériences de MM. Richet et Héricourt, les docteurs Josias et Roux firent, en 1902, des recherches sur des enfants tuberculeux, à l'hôpital Trousseau, et les traitèrent par le plasma musculaire. Ces enfants prirent facilement le suc musculaire sans qu'il fût nécessaire d'en masquer préalablement le goût.

Des enfants pesant en moyenne de 20 à 25 kilos, reçurent, d'après les calculs de M. Richet (15 grammes de viande environ par kilogramme de malade) le suc extrait de 500 grammes de viande crue.

Tous les enfants choisis pour les expériences étaient nettement tuberculeux. On les prit aux divers stades de la tuberculose pulmonaire.

Le traitement consistait en ceci : chaque jour on faisait prendre à l'enfant le suc musculaire obtenu par compression de 500 grammes

de viande crue. Ce traitement fut continué longtemps, le plus longtemps possible, jusqu'à sept mois de suite.

Ce traitement a porté sur : un malade atteint de tuberculose pulmonaire au premier degré, trois malades au second degré, trois malades au 3ᵉ degré.

Dans la tuberculose au premier degré, le médecin se trouve dans les conditions idéales pour le traitement, qui donne le maximum de résultats et les succès les plus apparents.

Dans la tuberculose au second degré avec lésions ouvertes, le suc de viande crue améliore notablement l'état général, mais la fièvre persiste et le traitement ne suffit pas à relever considérablement le poids.

Le suc de viande crue semble constituer, dans les stades de début de la tuberculose pulmonaire un remède peut-être spécifique.

Quand les lésions sont encore peu avancées au début de la période de ramollissement, on a le droit d'espérer une amélioration appréciable mais les résultats sont moins satisfaisants. Il est vrai que l'état général s'améliore mais le poids n'a pas tendance à s'élever et les signes locaux persistent à peu près sans modification, après un traitement de 5 à 6 mois.

Quand on se trouve en présence d'un poumon ramolli et largement infiltré il ne faut pas trop compter sur les bons effets du traitement. On constate, en effet, que l'état général des malades reste stationnaire tandis que les lésions continuent leur évolution progressive et rapide.

Tant que le poumon n'est pas envahi par les microbes associés on peut espérer obtenir de bons résultats avec la zomothérapie. Quand les microbes secondaires ont pénétré dans le parenchyme pulmonaire le traitement est souvent impuissant.

Le pronostic de la tuberculose chez les enfants est particulièrement difficile.

Les docteurs Josias et Roux ont fait, à ce

sujet, des recherches pendant cinq ans sur des enfants suivis de très près et traités par de fortes doses de viande. Ces études les ont conduits à un signe pronostique assez sûr.

La façon dont l'organisme réagit à ce traitement leur a permis de voir très vite si les lésions pulmonaires étaient susceptibles de s'améliorer ou de guérir. Grâce à ce procédé, ils ont pu prévoir longtemps à l'avance la guérison chez des malades que leurs lésions pulmonaires semblaient condamner à une mort rapide.

En dosant d'une façon précise la résistance de l'état général, ils ont déterminé les cas dans lesquels le traitement doit être poursuivi longtemps et les cas où il est inutile de recourir à ce traitement coûteux et délicat.

Ils ont également pu établir la durée probable de ce traitement suivant le degré des lésions pulmonaires et les signes de guérison qui permettent le retour à l'alimentation habituelle sans viande crue.

Les auteurs ont soumis à ce traitement et suivi, parfois plusieurs années, plus de 70 enfants atteints de lésions tuberculeuses diverses.

Voulant se rendre compte exactement de la valeur du traitement par la viande crue chez les enfants, ils soumirent à ce traitement indistinctement tous les tuberculeux quel que fût le degré de leurs lésions.

Il va sans dire qu'ils ont établi leur statistique sur des tuberculeux avérés, reconnus tels après un diagnostic clinique rigoureux et confirmé par les procédés de laboratoire.

La dose quotidienne de jus de viande donnée aux enfants au moment des repas variait entre 100 et 150 grammes. En dehors du jus de viande les petits tuberculeux étaient soumis au régime habituel. Point de suralimentation : on les nourrissait exactement comme les autres malades de l'hôpital. De plus, il faut remarquer que la viande crue et le suc de viande constituaient le seul traitement à l'exclusion de toute médication pharmaceutique.

De 1900 à 1905 les auteurs ont soumis à ce traitement 70 malades atteints de lésions tuberculeuses les plus variées. La majeure partie de ces malades est restée plusieurs mois dans le service.

Dans cette statistique ils ne font entrer que les malades atteints de tuberculose pulmonaire chronique. Ils en excluent les enfants atteints de tuberculose miliaire aiguë et de méningite tuberculeuse où le traitement reste sans effet.

Notons en passant que ce traitement zomothérapique n'a aucune action directe sur le bacille de Koch et qu'il agit simplement sur le terrain en augmentant la résistance de l'enfant. Son action est surtout efficace dans les affections tuberculeuses chroniques, également dans la péritonite, les adénites, le mal de Pott.

Ce traitement appliqué à 44 malades atteints de tuberculose pulmonaire à des stades divers a donné les résultats suivants :

Guérisons. 9
Améliorations 10
Etats stationnaires. 2
Aggravations 10
Morts 13

La proportion des guérisons semble, au premier abord, assez minime. Cela tient à ce que cette statistique globale comprend des malades très distincts entre eux par l'étendue des lésions locales et par l'atteinte de l'état général.

On peut obtenir une statistique plus exacte et qui corresponde mieux à la réalité en groupant ces 44 malades en deux classes différentes soit en considérant l'état local, soit en se basant sur la résistance de l'état général.

Nous allons d'abord ranger les petits malades en deux groupes :

a) Vingt enfants avec lésions pulmonaires au 1ᵉʳ ou au 2ᵉ degré ont donné :

Guérisons 7
Améliorations 7
Aggravations 2
Morts 4

b) Sur 23 malades au 3ᵉ degré on trouve :

Guérisons. 2
Améliorations (dont 2 très considé-
rables) 3
Etats stationnaires 2
Morts 9
Aggravations 7

On voit donc que la guérison est d'autant plus fréquente que les lésions sont moins avancées.

« Mais nous avons, disent les auteurs, dans l'emploi systématique du traitement que nous avons préconisé, un moyen d'apprécier le degré de résistance de l'état général. Si nous groupons les malades d'après leur état général, *indépendamment des lésions pulmonaires*, nous obtenons des résultats assez différents, et infiniment plus utiles, qui nous permettent d'établir le pronostic, l'évolution probable de la maladie, et la durée nécessaire du traitement. »

Les auteurs ont remarqué ceci. Parmi les malades traités par la viande crue, les uns engraissent immédiatement sous l'influence de cette médication, tandis que les autres n'augmentent pas de poids ou même maigrissent. C'est là une distinction capitale qui correspond, à n'en pas douter, à une différence dans le pronostic de l'évolution de la tuberculose pulmonaire. MM. Josias et Roux pensent que cette réaction au traitement zomothérapique permet d'apprécier assez exactement ce qu'on appelle l'état général du malade.

Les auteurs ont groupé leurs malades en deux tableaux, d'après l'augmentation de poids rapportée au poids total du corps : le premier tableau comprend les enfants ayant augmenté de plus de 1/20 de leur poids pendant le premier mois de traitement, le deuxième, ceux qui ont augmenté de moins de 1/20 de leur poids pendant le premier mois de traitement.

Dans le premier tableau sont rangés 19 malades qui ont augmenté de 1/20 de leur poids et voici, dans l'ensemble, le résultat à longue échéance du traitement chez ces malades :

Huit ont guéri ;

Dix sont améliorés, dont 3 considérablement et pour ainsi dire guéris ;

Un seul est mort.

Dans le deuxième tableau sont rangés les malades ayant augmenté de moins de 1/20 de leur poids, soit 25 malades et voici ce qu'ils sont devenus :

Un seul a guéri ;

Deux sortis, après un traitement prolongé quelques mois, dans l'état où ils étaient à leur entrée dans le service ;

Dix ont quitté le service dans un état plus ou moins aggravé ;

Douze sont morts.

Les auteurs en concluent : que l'augmentation rapide de poids au début du traitement indique, *beaucoup mieux que les lésions pulmonaires*, l'avenir d'un malade, ses chances de guérison.

Ce premier mois de traitement permet de voir dans quelle mesure le surcroît d'énergie apporté au malade lui permettra de résister à l'action des microbes. En d'autres termes : il y a là un critérium de la valeur de l'état général dans la lutte antibacillaire. Et l'on peut maintenant exprimer par un chiffre cette résistance de l'organisme aux causes de mort, tandis qu'auparavant les données étaient vagues et incertaines.

On peut donc conclure que les enfants atteints de tuberculose pulmonaire chronique, auxquels leur état général satisfaisant permet de récupérer 1/20 de leur poids pendant le premier mois de traitement zomothérapique, sont presque sûrs de guérir, si le traitement est poursuivi avec assez de persévérance.

Néanmoins, quand les enfants sont porteurs de lésions tuberculeuses profondes, il vaut mieux, avant de porter un jugement définitif, attendre deux mois environ, surtout en cas de fièvre, de vomissements ou de diarrhée.

Le rôle de la viande crue et du suc de viande dans l'augmentation rapide du poids des enfants tuberculeux est incontestable. Certes il y a eu dans cette augmentation d'autres facteurs : amélioration de l'hygiène et de la nourriture à Bretonneau. Cependant, dans plusieurs cas, des enfants placés à la campagne ou dans des sanatoria au bord de la mer, (Hendaye, Berck), et non soumis à la zomothérapie n'arrivaient pas à augmenter de poids. Ces mêmes enfants traités à l'hôpital par la zomothérapie engraissaient rapidement.

D'ailleurs, ce qu'on voit sur les malades, le docteur Richet l'a constaté sur le chien tuberculeux soumis à une alimentation variée. Quand on ajoute une proportion considérable de viande crue, la consommation de calories de l'animal par vingt-quatre heures et par décimètre carré de surface tombe de 18 à 12, c'est-à-dire que la différence de calories est fixée dans les tissus sous forme de réserves. C'est peut-être à cette influence sur la nutrition des tuberculeux qu'il faut attribuer l'action évidente de la viande crue sur l'augmentation de poids des malades.

Voici les conclusions de ces deux auteurs :

« Chez les enfants atteints de tuberculose pulmonaire chronique, soumis à une alimentation où la viande crue et le suc de viande remplacent la viande cuite, l'augmentation rapide de poids au début du traitement mesure la résistance de l'état général et permet de prévoir le bénéfice que l'enfant pourra tirer de ce traitement, beaucoup plus exactement que l'étendue et la profondeur des lésions pulmonaires.

« La grande majorité des enfants qui augmentent d'au moins 1/20 de leur poids dans le premier mois de traitement, s'améliorent considérablement et guérissent sous l'influence prolongée du traitement. Chez les malades qui n'augmentent pas de poids dès le début, ce traitement reste au contraire sans action.

« La réaction au traitement par la viande crue et le suc de viande est donc à peu près le seul signe important pour le pronostic de la tuberculose pulmonaire chez les enfants.

« Le traitement doit être continué d'autant plus longtemps que les lésions tuberculeuses sont plus profondes. Il doit être d'environ 6 mois pour un tuberculeux au premier degré et de 15 mois pour un tuberculeux au deuxième degré. Pour le tuberculeux au troisième degré, il doit être continué le plus longtemps possible.

« Le meilleur signe de la guérison, une fois les lésions locales disparues ou cicatrisées, est le retour de l'enfant à un poids normal et à une croissance régulière et physiologique. »

Un auteur anglais, le docteur Galbraith, attaché à la Clinique du Royal Victoria Hospital, est arrivé à des conclusions non moins intéressantes.

Il entreprit une série d'expériences sur la valeur de l'alimentation par la viande crue dans le traitement de la tuberculose pulmonaire.

Il traita à la fois des tuberculeux et des individus sains. Il s'arrangea de manière à amener ses sujets à un état d'équilibre azoté. Il recueillit les observations pendant trois périodes successives : 1° avec de la viande cuite ; 2° avec de la viande crue ; 3° de nouveau avec de la viande cuite.

Pour faciliter les analyses, il maintint par ailleurs le régime aussi uniforme et aussi simple que possible.

Ayant pratiqué cette méthode thérapeutique pendant plusieurs années, l'auteur constata des faits cliniques extrêmement importants.

1° Tout d'abord une amélioration rapide de l'état général. La pâleur et la fatigue font place à une apparence de vigueur et de santé.

2° Au point de vue musculaire il y a reconstitution des muscles mous et sans force qui redeviennent durs. L'irritabilité musculaire diminue peu à peu et finit par disparaître.

3° Du côté de l'appareil circulatoire : on observe un pouls moins rapide, une pression sanguine augmentée. Ces deux signes indiquent nettement que l'énergie du muscle cardiaque se relève et que le tonus des muscles des parois vasculaires s'améliore.

4° Sang : il y a augmentation rapide de l'hémoglobine (10 à 20 p. 100 en quelques jours).

La leucocytose digestive subit une augmentation très notable.

Le régime de la viande crue n'augmente pas les hémoptysies.

L'auteur a même poursuivi le traitement au cours des hémoptysies.

5° Les fonctions gastro-intestinales se régularisent. Le chimisme intestinal se simplifie et les matières prennent un meilleur aspect.

6° La température s'améliore. Il est probable que l'amélioration des fonctions gastro-intestinales y joue un rôle important. L'adjonction de viande crue au traitement habituel ramène la température élevée et irrégulière au voisinage de la normale, en l'espace d'une semaine ou deux.

7° Poids : Remarquons que l'augmentation du poids peut être due à une augmentation du tissu adipeux ou à une augmentation du volume et de la dureté des muscles.

Quand c'est sous la dépendance du tissu graisseux que le malade engraisse il n'en tire aucun bénéfice. Bien au contraire, le tissu adipeux abondant provoque chez lui une dyspnée considérable et de la gêne dans ses mouvements.

La viande crue, elle, a pour effet d'augmenter le volume et la dureté des muscles et cela sans développer le tissu graisseux.

8° Lésions locales : La viande crue agit favorablement sur ces lésions, quel qu'en soit le siège : poumons, larynx, ganglions, intestin, etc... Cette action est parfois remarquable dans les tuberculoses superficielles, telles que celles des ganglions et de la peau.

L'auteur considère ce mode de traitement comme ayant une valeur inappréciable.

« Ce traitement comprend, dit-il, je ne saurais trop le répéter, l'emploi strictement systématique de la viande crue, sous une forme ou sous une autre, et non point la substitution occasionnelle de la viande crue à d'autres aliments.

« La viande cuite constitue un chapitre tout à fait distinct.

« De même aussi, les différentes formes d'extraits et de poudres de viande que l'on trouve dans le commerce. Au point de vue thérapeutique, je n'ai trouvé à ceux-ci qu'une valeur très médiocre. »

Pour le docteur Philipp, « le régime de la viande crue modifie d'une façon remarquable l'absorption et l'assimilation de l'azote, tant chez le tuberculeux que chez l'homme sain ».

Il a constaté que les malades s'habituaient très vite à vaincre leur répugnance et qu'ils finissaient par prendre la viande crue avec avidité.

Il estime que cette méthode rend les plus grands services dans les premières périodes de la maladie. Il signale cependant un grand nombre de malades gravement atteints et qui surent tirer de la zomothérapie un bénéfice réel.

Les résultats, au total, seraient d'après lui, les suivants :

Il y a disparition du teint pâle et anémique, les tissus sont plus fermes. Le poids se relève tout en s'accompagnant d'une augmentation de la consistance des tissus et surtout des muscles.

Les fonctions de l'estomac et de l'intestin s'améliorent ; les troubles dyspeptiques disparaissent. Cette amélioration est souvent suivie de la chute de la température.

Les symptômes de la maladie s'amendent : ils sont moins apparents, les signes stéthoscopiques qui indiquaient un processus actif sont remplacés par des signes de cicatrisation. Les bacilles de Koch diminuent dans les crachats.

MM. Richet et Roux avaient provoqué chez des chiens des méningites tuberculeuses en leur injectant, à travers la membrane occipito-atloïdienne, des cultures de tuberculose. Sur 4 de ces animaux traités par la viande crue 3 sont morts plus tardivement que ceux traités par la viande cuite et 1 a survécu avec un état général assez bon.

Ces résultats expérimentaux ont incité MM. Josias et Roux à traiter par la viande crue des enfants atteints de méningite tuberculeuse.

Cinq enfants amenés à l'hôpital à la période ultime et traités par la viande crue succombèrent. Mais là il était certainement trop tard pour obtenir quelque résultat satisfaisant.

D'autre part, un enfant atteint de péritonite tuberculeuse avec ascite garda les mêmes symptômes mais, au sortir de l'hôpital, son état général paraissait meilleur.

Dans un autre cas de péritonite tuberculeuse en plaques avec fièvre, les résultats furent médiocres.

Par contre, un enfant de 3 ans et demi, atteint de tuberculose mésentérique, s'est trouvé notablement amélioré. En un mois il récupéra 3 kgr. 600.

Le docteur Ombredanne a appliqué avec succès la zomothérapie dans un certain nombre de tuberculoses chirurgicales.

Le docteur Sornay a utilisé l'hippozomothérapie (le suc musculaire provenait de chevaux sains et reposés), dans le traitement de la tuberculose pulmonaire aux diverses périodes. Dans sa pratique, il ordonnait le suc musculaire à la dose quotidienne de 4 à 6 cuillerées à soupe par jour.

Il constata une amélioration nette de l'état général, la disparition de l'anorexie, l'augmentation rapide du poids (parfois 7 à 8 kilogrammes en un mois).

Il a également remarqué une action dynamogénique directe neuro-musculaire et aussi une action reminéralisatrice directe.

Il y a relèvement progressif de la nutrition, arrêt de la consomption, de l'autophagie, stimulation des défenses locales et générales. Ces actions sont dues, assurément, au glycogène et à l'azote, aux phosphates renfermés à haute dose dans le suc musculaire de cheval et à leur assimilation complète.

Le docteur Sornay ajoute que la marche de la tuberculose subit alors un arrêt : les lésions se sèchent, se localisent, les râles diminuent puis disparaissent. Ce qui l'a surtout frappé c'est ce fait capital : *l'amélioration générale et l'amélioration locale marchent de pair* : ce qui est pour lui une preuve indiscutable de la valeur anti-bacillaire de ce genre de traitement.

Un grand nombre d'autres auteurs ont employé le suc musculaire de cheval dans leur pratique journalière.

Le docteur Cellou a expérimenté l'horsine sur 69 malades environ. Chez 47 d'entre eux, bien suivis, il a noté une augmentation de poids et une amélioration des signes cliniques.

Le docteur Behrend (de Iéna) a fait une enquête dans un grand nombre de sanatoria, en Allemagne, où la zomothérapie est appliquée. Il a remarqué que partout les malades tiraient les plus grands profits de cette méhode aussi simple qu'active.

Le docteur Davio a soumis à la zomothérapie par l'horsine 15 malades, savoir : 11 tuberculeux, 3 prétuberculeux, 2 convalescents d'une variole grave et d'un érysipèle. Il leur donnait de 4 à 6 cuillerées à soupe d'horsine par jour. — Il obtint par ce traitement une grande amélioration de l'état général. Il ne remarqua ni intolérance ni complications gastro-intestinales.

Le docteur Decrais (de Luxembourg) a employé l'horsine dans un grand nombre de cas.

« L'horsine, dit-il, a une puissance phagocytaire bien supérieure aux ferrugineux, aux sels de calcium ou au quinquina. Sous son influence les malades reprennent leurs forces, leur face se colore, la céphalalgie et l'inappétence disparaissent, le rythme cardiaque redevient normal. »

Le docteur Vilenski (de Reggio) a traité par l'horsine 79 tuberculeux. Il pense que l'horsine est doué d'une puissance thérapeutique bien supérieure à tous les autres sucs de viande.

L'horsine exercerait une action immunisante contre la tuberculose, grâce aux cellules vivantes de la chair fraîche.

Le docteur Vau (de Rotterdam) applique dans sa clientèle le régime hygiéno-diététique mais il ajoute la zomothérapie.

« Je ne pense pas, écrit-il, comme Richet et Héricourt que le plasma musculaire ait une propriété spécifique. Mais il est certain que l'horsine constitue un adjuvance thérapeutique des plus actives. L'horsine étant facilement toléré, je le prescris à la dose de cinq à six cuillerées à soupe par jour. Cette dose est largement suffisante.. »

Le docteur Thirer a dû renoncer à la viande crue dont il faut employer une grande quantité. Il préfère actuellement traiter les tuberculeux par le suc musculaire, suc obtenu avec 400 à 600 grammes de viande crue par jour.

Il croit que l'horsine est un produit thérapeutique précieux qui donne de bons résultats chez un grand nombre de tuberculeux et de prétuberculeux.

Le docteur Parwey (d'Ohio) a traité par l'horsine 51 malades. Il s'agissait de tuberculeux aux premier, deuxième et troisième degrés. Il leur donnait l'horsine à raison de 3 à 6 cuillerées à soupe par jour.

Il pense que l'horsine facilite l'assimilation par les grandes quantités de peptones qu'il renferme.

L'horsine, selon lui, relève l'état général et diminue les troubles nutritifs.

Le docteur Ferrero (de Cordoue) a employé l'horsine chez 77 malades savoir :

Onze chloro-anémiques ;
Vingt-deux tuberculeux au premier degré ;
Trente-six tuberculeux au second degré ;
Huit phtisiques avec lésions étendues.

Il a observé que l'anémie et la tuberculose au premier degré sont considérablement améliorées par l'horsine, presque guéries.

Chez les tuberculeux au second degré il a noté une amélioration remarquable et rapide de l'état général.

Il trouve que l'horsine est un agent phagocytaire très puissant.

Le docteur Hermann, médecin en chef d'un sanatorium, en Allemagne, a obtenu de bons résultats avec le régime du jus de viande de cheval. Chez 47 malades traités ainsi il a pu enregistrer une augmentation notable du poids et des forces.

La toux, l'expectoration et les névralgies intercostales s'améliorent vite et finissent par disparaître.

Le docteur Longino, directeur d'une maison de santé au bord de la mer, a remarqué qu'il fallait stimuler activement le climat marin en réagissant sur l'organisme.

Il a traité par l'horsine 43 enfants atteints d'adénites cervicales, inguinales et crurales. Chez 29 il a obtenu une disparition complète de l'induration ganglionnaire. Il a remarqué en outre que dans la suppuration des ganglions, les fistules se tarissaient plus vite.

Il a traité 12 enfants atteints de lésions pulmonaires ganglionnaires ou articulaires. Il a obtenu de bons résultats.

Le docteur Longino pense que l'horsine agit énergiquement sur la phagocytose.

Enfin le docteur Dulort a utilisé l'horsine dans le traitement de la prétuberculose.

Il a remarqué que la prétuberculose est très

fréquente chez les adolescents pendant la croissance.

Dans les écoles il a pu rencontrer jusqu'à 40 p. 100 d'enfants menacés ou déjà infectés.

Selon lui, si on veut ramener ces enfants à la santé il faut leur donner des aliments riches en phosphore et azote et les envoyer à la mer ou dans la montagne.

La seule indication qui lui paraisse réellement utile est l'horsine qu'il prescrit à la dose de 3 à 6 cuillerées à soupe par jour.

De ces nombreuses observations il résulte donc que le meilleur mode de zomothérapie c'est l'horsine.

L'horsine répond en effet aux désiderata formulés par Richet et Héricourt. D'abord il est préparé avec de la viande presque encore palpitante et renferme tous les éléments du plasma musculaire.

Par le procédé de la tyndallisation, l'horsine peut être stérilisé et conservé très longtemps. On peut lui adjoindre du sucre de manière à renforcer notablement son pouvoir dynamogénique.

L'horsine constitue un extrait frais du plasma musculaire et remplit toutes les conditions exigées de la bonne qualité d'un jus de viande.

Il y a, matériellement parlant, toutes sortes de difficultés pour faire absorber de la viande crue en nature, sans compter les pertes de temps et les imperfections de ce procédé.

Il semble bien que pour toutes ces raisons c'est l'horsine qui convient le mieux pour appliquer la méthode zomothérapique.

IX

Indications et contre-indications de la zomothérapie.

Il en est de la zomothérapie comme de toute autre méthode thérapeutique. Si avantageux et aussi efficace que soit un médicament ou un procédé d'alimentation, il ne saurait échapper à l'examen de son opportunité et de ses contre-indications. C'est cette question que nous allons étudier maintenant.

Et d'abord les indications. Dans quels cas la zomothérapie est-elle plus particulièrement indiquée ? Dans quels cas donne-t-elle les résultats les meilleurs et les plus constants ?

Remarquons avant tout que les indications thérapeutiques du suc musculaire sont très nombreuses. Nous insisterons simplement sur les principales.

Tuberculose. — Nous avons vu que MM. Richet et Héricourt avaient fait du plasma musculaire le remède spécifique de la tuberculose. Ils fondent cette assertion hardie sur la tuberculose expérimentale guérie par eux chez les animaux sous l'influence de la zomothérapie. Peut-on vraiment conclure aussi nettement de l'animal à l'homme ? Nous ne le pensons pas et d'ailleurs le professeur Richet lui-même ne va pas aussi loin.

Ce qu'il y a de certain c'est que le jus de viande constitue un adjuvant réellement utile dans le traitement de la tuberculose sous ses formes les plus diverses.

En ce qui concerne la tuberculose pulmonaire nous nous sommes longuement arrêté sur les nombreuses expériences cliniques d'une foule de praticiens aussi bien en ville qu'à l'hôpital.

Les observations cliniques de MM. Josias et Roux, de Galbraith, de Philipp, d'Héricourt, de Cellou, de Hermann et de Dulort ont prouvé surabondamment que la zomothérapie est surtout efficace dans la tuberculose au premier degré et dans cet ensemble d'états morbides rangés sous le terme général de prétuberculose.

Le suc musculaire, d'une façon générale, arrête le développement de la tuberculose pulmonaire au stade de germination. Au bout de quelques mois de traitement les signes stéthoscopiques s'amendent, l'état général s'améliore beaucoup et le malade s'achemine lentement vers la guérison.

Le traitement est d'autant plus actif que la tuberculose a été prise à son début. Ce sont les formes torpides, à réactions générales minima, qui en sont surtout bien influencées.

Nous avons fait une étude très serrée du traitement de la tuberculose pulmonaire chez l'enfant par la viande crue. Nous avons vu l'effet particulièrement favorable de ce traitement chez eux. Ils augmentent très vite de poids, retrouvent leurs forces; les lésions pulmonaires s'atténuent progressivement et évoluent vers la guérison.

Quand il s'agit de tuberculose pulmonaire ouverte, de lésions plus étendues et plus profondes, où les associations microbiennes jouent un rôle important, où l'état général devient rapidement mauvais, la zomothérapie est assurément fort bien indiquée. Mais il ne faut pas se leurrer. Dans ces cas, l'hippozomothérapie fait ce qu'elle peut et les résultats obtenus sont moins bons. Cependant, la plupart des symptômes s'améliorent. Les signes d'auscultation, les sueurs nocturnes, la fatigue, la fièvre hectique, la diarrhée et la fonte musculaire subissent un arrêt, régressent lentement et parfois même disparaissent. La toux se calme, le sommeil revient en même temps que l'appétit. L'expectoration se clarifie, sa teneur en bacilles diminue. C'est principalement dans les tuberculoses fermées que le plasma musculaire agit bien. Il faut donc ramener au préalable les tuberculoses associées, à l'état de pureté.

Mais c'est surtout comme traitement préventif de la tuberculose que la zomothérapie est indiquée.

Comme nous l'avons déjà dit, il y a toute une série d'états pathologiques englobés sous le nom de prétuberculose. Il s'agit là, le plus souvent, de cas d'hérédo-tuberculose, de scrofule, de lymphatisme, parfois de sujets adé-noïdiens, très fréquemment de dyspepsies d'origine tuberculeuse.

Dans toutes ces affections, la zomothérapie aura une action bienfaisante. Tous ces individus débiles reprendront des forces, leur nutrition se régularisera et ils seront mieux armés pour lutter contre toute atteinte possible de la maladie.

D'un autre côté, il est certain que le plasma musculaire peut constituer un agent précieux dans la prophylaxie des tuberculoses familiales ou scolaires. La zomothérapie est, en effet, comme l'ont montré Dulort et Longino, une médication préventive au premier chef.

L'hippozomothérapie est rigoureusement indiquée dans la convalescence des maladies graves, faisant des sujets de véritables candidats à la tuberculose. Telles sont les anémies et les cachexies consécutives aux maladies aiguës (fièvre typhoïde, grippe, pneumonie, broncho-pneumonie).

Les tuberculoses chirurgicales, osseuses, articulaires, cutanées, ganglionnaires sont également tributaires de cette médication et l'on sait les résultats remarquables que la plupart des auteurs ont enregistrés.

Enfin quelques médecins l'ont employée non sans succès, dans quelques cas de mal de Pott et de péritonite tuberculeuse.

Anémie et chlorose. — Le plasma musculaire agit principalement en modifiant le terrain. Par son pouvoir hyperphagocytaire il exalte au plus haut point la réaction défensive de l'organisme et le met par conséquent en état de lutter victorieusement contre l'infection et contre les causes débilitantes.

Dans l'anémie, l'horsine a une action pour ainsi dire spécifique. Il agit par ses propriétés hématopoïétiques très intenses. Nous avons signalé, aux cours des nombreuses observations, l'augmentation rapide des hématies sous l'influence du plasma musculaire et le relèvement constant du taux de l'hémoglobine.

Chez les chlorotiques les résultats sont analogues.

Atrophie infantile. — Le docteur Variot a montré que les retards de croissance chez l'enfant sont très difficiles à rattraper. Or, on a remarqué que le suc de viande administré à ces enfants malingres diminuait leurs troubles digestifs et leur permettait de regagner 1/3 du poids de leur âge en l'espace de six mois ou un an, ce qui est relativement rapide.

Surmenage. — Ici aussi la zomothérapie trouve ses indications. Qu'il s'agisse de surmenage physique ou intellectuel, le plasma musculaire permet de récupérer les forces et de reprendre le travail plus tôt.

Gravidité. — Les femmes enceintes, traitées par le suc de viande, supportent mieux la grossesse. Leur métabolisme général est amélioré, les troubles nerveux et les vomissements sont modérés. Cependant il faut arrêter ce traitement dès qu'il y a de l'albumine dans les urines.

États consomptifs, cachexies. — Il y a intérêt à utiliser la viande crue et le suc de viande dans les maladies qui engendrent une déchéance organique profonde. Le rhumatisme, le cancer, le paludisme anémient considérablement les malades. La zomothérapie permet de relever leur état général, d'améliorer leur appétit, d'augmenter leur poids et leurs forces.

Débilité sénile. — Le vieillard affaibli dépense peu et assimile difficilement. Aussi convient-il tout particulièrement de lui fournir un aliment léger et tonique, facile à digérer et susceptible de redonner à l'organisme fatigué ou usé l'énergie nécessaire. Le plasma musculaire peut très bien constituer cet aliment réconfortant.

Par contre, il y a des cas où la zomothérapie est formellement contre-indiquée.

Des médecins ont essayé de traiter par le jus de viande des malades atteints de méningites tuberculeuses ou non tuberculeuses aiguës ou de typho-bacillose. A tort, selon nous, car dans ces maladies le système nerveux est profondément intoxiqué. Il n'est plus apte à réagir à aucune excitation thérapeutique et le malade ne peut assimiler le jus de viande.

Les hémoptysies, surtout avec éréthisme nerveux, commandent également l'abstention. Quoi qu'en aient pensé certains auteurs, le suc de viande a pour effet de congestionner le malade et de prolonger ou même de provoquer les hémorragies.

Dans certaines formes de tuberculose floride le médecin devra aussi savoir s'abstenir du jus de viande pour la bonne raison que chez ces malades il y a déjà, en quelque sorte, surnutrition.

Dans toutes les néphrites, il va de soi que la zomothérapie ne saurait être employée.

De même dans l'artério-sclérose où la tension artérielle se trouve notablement augmentée. Il est irrationnel et dangereux de l'augmenter davantage par l'administration de jus de viande.

Chez les nerveux, les arthritiques, toute suralimentation est mauvaise. Le jus de viande leur est donc défavorable d'autant plus que ces malades ont tendance aux hémorragies.

Enfin la zomothérapie est contre-indiquée chez les alcooliques, les cirrhotiques et d'une façon plus générale dans toutes les maladies du foie. La glande hépatique a pour fonction essentielle de détruire les toxines organiques. Quand le parenchyme hépatique est plus ou moins lésé ou détruit l'organisme est surchargé de poisons et il ne convient guère de surcharger la nutrition déjà fortement compromise chez ces sujets.

X

Conclusions.

Le professeur Richet conclut ainsi ses travaux sur la zomothérapie : « En un mot, la viande crue ou, mieux encore, le plasma musculaire, n'est pas seulement un aliment, mais encore et surtout un agent antitoxique. »

Il est certain que l'étude que nous venons d'exposer ici aboutit aux mêmes conclusions :

1° Il nous semble avoir démontré que l'évolution de la tuberculose expérimentale est arrêtée par la zomothérapie.

2° Le plasma musculaire possède les mêmes propriétés que la viande crue. D'après nos expériences et les recherches d'un très grand nombre d'auteurs, l'hippozomothérapie est infiniment plus active et plus inoffensive que la zomothérapie par la viande de bœuf.

3° Le plasma musculaire de cheval, ou horsine, est indiqué chez les sujets prédisposés à la tuberculose. Il est d'autant plus actif que cette prétendue disposition n'est en réalité, souvent, qu'un état latent du mal.

4° La pratique de la zomothérapie exige des précautions, mais elle est facile. La meilleure façon de prendre l'horsine est de l'absorber avec un peu d'eau de Saint-Galmier à la fin des repas. D'un goût très agréable, l'horsine s'assimile très facilement.

5° La zomothérapie n'est pas une suralimentation mais un véritable médicament. Elle en constitue un simple complément.

A côté d'elle, et avant elle, toutes les autres conditions hygiéno-diététiques doivent être scrupuleusement remplies.

6° Dans les nombreuses observations des auteurs que nous avons cités la zomothérapie a souvent infirmé le pronostic. Ceci est fort intéressant et tendrait à prouver l'action quasi spécifique de cette médication.

7° La durée de la zomothérapie n'a rien d'absolu. Cependant elle doit être poursuivie longtemps. Il est prudent, en règle générale, de la continuer 6 mois encore après la disparition des symptômes les plus graves.

Ce traitement sera, en outre, repris à la moindre alerte, chaque fois que l'équilibre de la santé paraîtra rompu. En procédant ainsi on est sûr d'obtenir de l'amélioration et de s'acheminer vers la guérison.

BIBLIOGRAPHIE

J. Héricourt. — *La Zomothérapie.*

P. Barbier. — *Contributions à l'étude clinique et expérimentale de la Zomothérapie dans la tuberculose,* 1912.

P. Barbier. — La zomothérapie dans le traitement de la tuberculose. *Revue internationale de la tuberculose,* mai 1910.

S. Bernheim et P. Barbier. — Zomothérapie des états consomptifs et des tuberculeux en particulier. *Revue internationale de la tuberculose,* octobre 1910.

S. Bernheim et Rousseau. — *Le Cheval-Aliment,* 1908.

S. Bernheim et P. Bousseau. — Traitement de la tuberculose par la viande de cheval. Congrès international de la tuberculose, Washington, 1908. *Revue internationale de la tuberculose,* septembre 1908.

Cellou. — Contribution à l'étude de la zomothérapie dans la tuberculose. *Médecine orientale,* 10 septembre 1910.

Davio. — Faut-il donner de la viande crue aux affaiblis ? *Médecine orientale,* 25 juin 1910.

Decrais. — Viande crue et plasma musculaire chez les anémiques. *Médecine orientale,* 25 août 1910.

Dieupart. — Quel est le meilleur mode de zomothérapie? *Médecine orientale,* 19 février 1911.

Dulort. — *Traitement de la prétuberculose.*

Ferrero (de Cordoue). — Hippozomothérapie employée dans la tuberculose. *Médecine orientale,* 10 décembre 1910.

S. Bernheim. — Les extraits de viande dans l'alimentation des tuberculeux. *Revue internationale de la tuberculose,* avril 1907.

P. Fuster. — *Communication à l'Académie des Sciences,* 8 juin 1865-juin 1866.

S. Bernheim. — Le cheval-aliment. Conférence au Congrès de l'industrie chevaline. *Revue internationale de la tuberculose,* mars 1909.

S. Bernheim. — Traitement de la tuberculose par le suc de la viande de cheval. *Revue internationale de la tuberculose,* février 1910.

L. Fuster. — La viande crue et le traitement de la tuberculose. Réflexions générales. *Communication au Congrès de Paris,* 8 août 1900.

A. Gautier. — *L'alimentation et les régimes chez l'homme sain et les malades.* Deuxième édition, Paris, 1904.

P. Hermann. — Nouvelles recherches sur la zomothérapie. *Médecine orientale,* 10 novembre 1910.

Longino. — Traitement des adénites tuberculeuses. *Médecine orientale,* 10 août 1910.

Raisonnier. — *La zomothérapie dans la tuberculose pulmonaire chez les enfants.* Thèse de Paris 1902.

Parwey (d'Ohio). — Tuberculose et zomothérapie. *Médecine orientale,* 10 mai 1911.

Philipp. — La zomothérapie dans la tuberculose. *Revue de thérapeutique,* 1er février 1905.

Richet. — *Alimentation exclusive par la viande dans le traitement de la tuberculose chez le chien.*

Péret. — L'alimentation dans la tuberculose du chien. *Essai de diététique expérimentale.* Paris, 1904.

Villain. — Le cheval de boucherie, in *Hygiène de la viande et du lait,* 10 avril 1908.

Martel. — La viande de cheval envisagée au point de vue alimentaire et thérapeutique, ni

Hygiène de la viande et du lait, 1909, p. 21, III.

MARTEL. — Les contaminations des viandes envisagées dans leurs rapports avec les intoxications alimentaires. *Revue scientifique*, 11 juin 1910.

A. F. PLICQUE. — *Traitement de la tuberculose*, 1908.

P. BYLA et R. DELAUNAY. — *Les produits biologiques médicinaux*, 1912.

SORNAY. — Action du suc musculaire de cheval dans la tuberculose. *Revue internationale de la tuberculose*, mars-juin 1909.

THIRER. — Traitement opothérapique de la tuberculose, *Médecine orientale*, 10 avril 1910.

VAN BEDEN. — Comment traiter les tuberculeux. *Médecine orientale*, 25 novembre 1910.

VILENSKI. — Opothérapie de la tuberculose. *Médecine orientale*, 25 juillet 1910.

BEHREND (Iéna). — Statistique de la zomothérapie en tuberculose. *Revue internationale de la tuberculose*, mars 1912.

P. BARBIER. — La pratique de la zomothérapie dans la tuberculose. *Revue internationale de la tuberculose*, mai 1912.

BARBIER. — Des avantages thérapeutiques de l'hippozomothérapie. *Revue internationale de la tuberculose*, novembre 1912.

HENRI ROUSSEAU. — *Le régime alimentaire des tuberculeux*.

R. MESPOULET. — *Intoxications alimentaires d'origine carnée et leurs agents*. Thèse de la Faculté de Toulouse, 1912.

BOUREAU. — *Terrain tuberculeux et terrain arthritique*.

ALBERT JOSIAS et CH. ROUX. — Evolution de la tuberculose pulmonaire chronique chez les enfants sous l'influence du suc de viande et de la viande crue. *Congrès international de la tuberculose*, 1905.

JOSIAS et ROUX. — *Communication à la Société de thérapeutique*, février 1901.

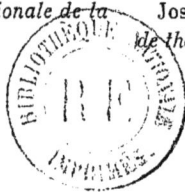

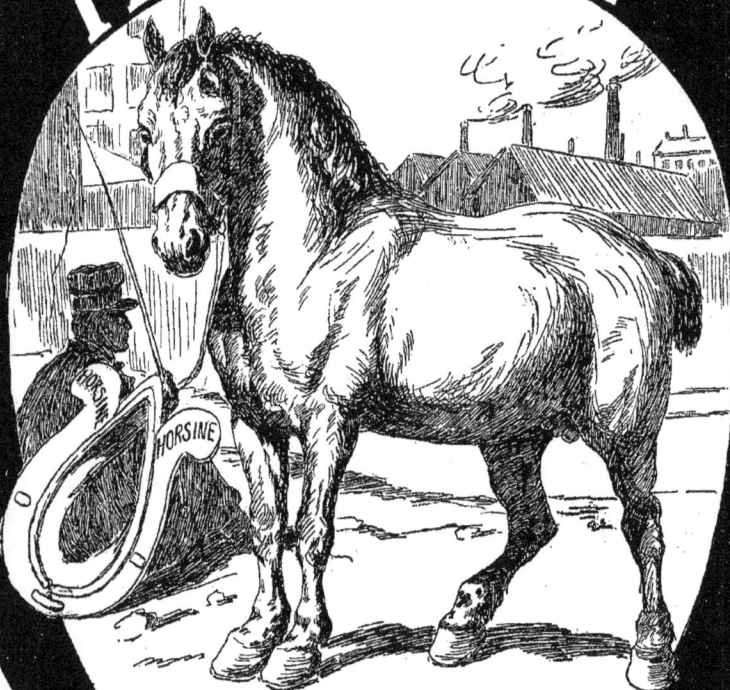

Guérison de l'anémie de la convalescence et de la tuberculose par **l'HORSINE**
Dose: 3 à 6 cuillerées par jour

HORSINE
Suc de viande de Cheval

HORSINE

«De toutes les préparations la plus puissante c'est l'HORSINE, qui, employé chez plus de 3000 malades, a donné des résultats efficaces et incontestables»
Dr BARBIER Méd.Disp. de la Mutuelle des Employés ~

9-5-13. — TOURS, IMPRIMERIE E. ARRAULT ET Cⁱᵉ.

www.ingramcontent.com/pod-product-compliance
Lightning Source LLC
Chambersburg PA
CBHW060513210326
41520CB00015B/4213